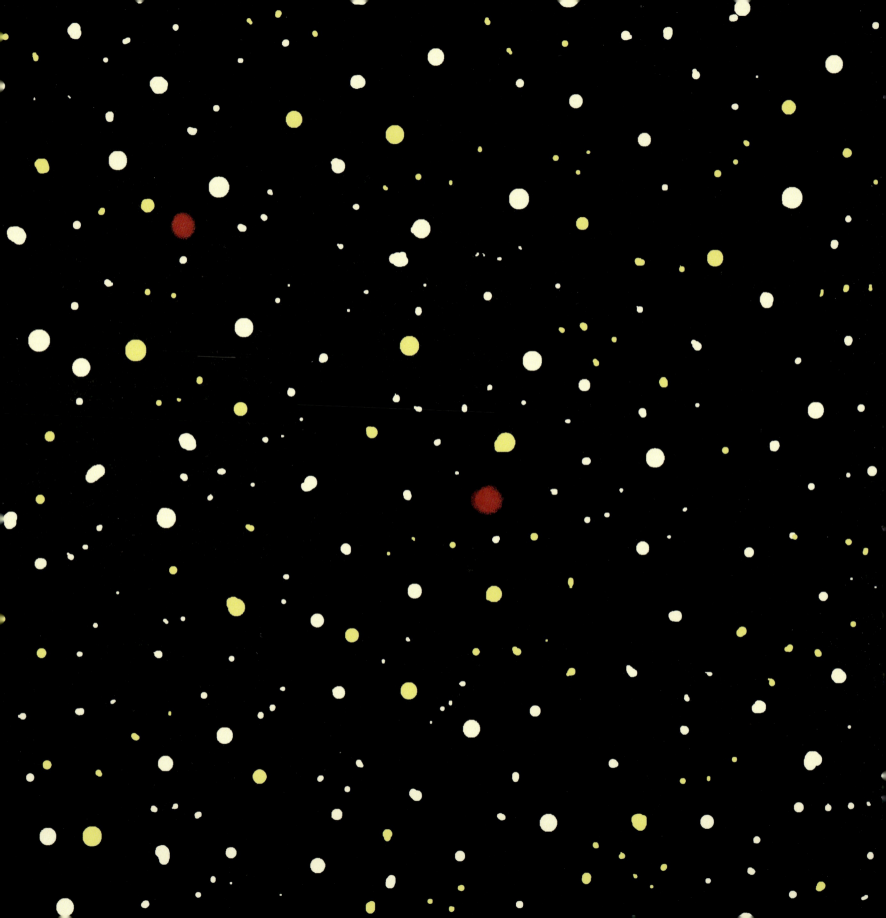

OLIVER WEISS

Zwei rote Glühwürmchen

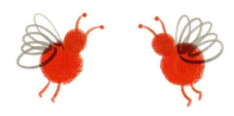

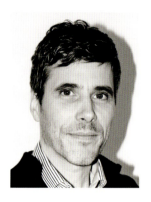 Seine ersten Glühwürmchen sah Oliver Weiss vor vielen Jahren in Lucca, wo Tausende im Mondlicht durchs meterhohe Gras außerhalb der Stadtmauern tanzten. Er zeichnet und schreibt für Kinder und Erwachsene.

Pour Michèle

Bundesministerium
Kunst, Kultur, öffentlicher Dienst und Sport

Der Vermes-Verlag wird im Rahmen der Kunstförderung des Bundesministeriums für Kunst, Kultur, öffentlichen Dienst und Sport unterstützt.

Wir danken der Abteilung für Kunst und Kultur der NÖ Landesregierung für die Unterstützung.

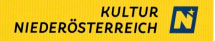

Sollte diese Publikation Links auf Webseiten Dritter enthalten, so übernehmen wir für deren Inhalte keine Haftung, da wir uns diese nicht zu eigen machen, sondern lediglich auf deren Stand zum Zeitpunkt der Erstveröffentlichung verweisen.

1. Auflage
© 2025 Vermes-Verlag Ges.m.b.H.
Bahnhofstraße 8, 3430 Tulln an der Donau
Alle Rechte vorbehalten.
Text, Illustration und Gestaltung: Oliver Weiss
Lektorat: Natalie Tornai
Druck: GrafikMediaProduktionsmanagement GmbH, Köln
Printed in the EU
ISBN 978-3-903553-06-4

www.vermes-verlag.com

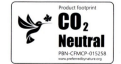

OLIVER WEISS

Zwei rote Glühwürmchen

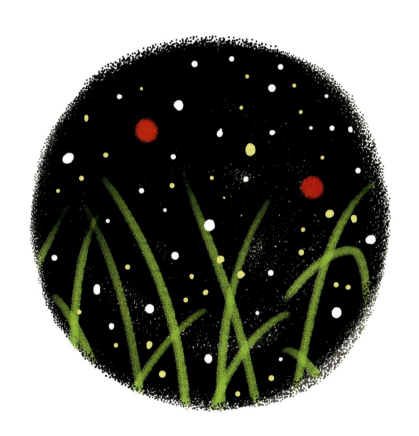

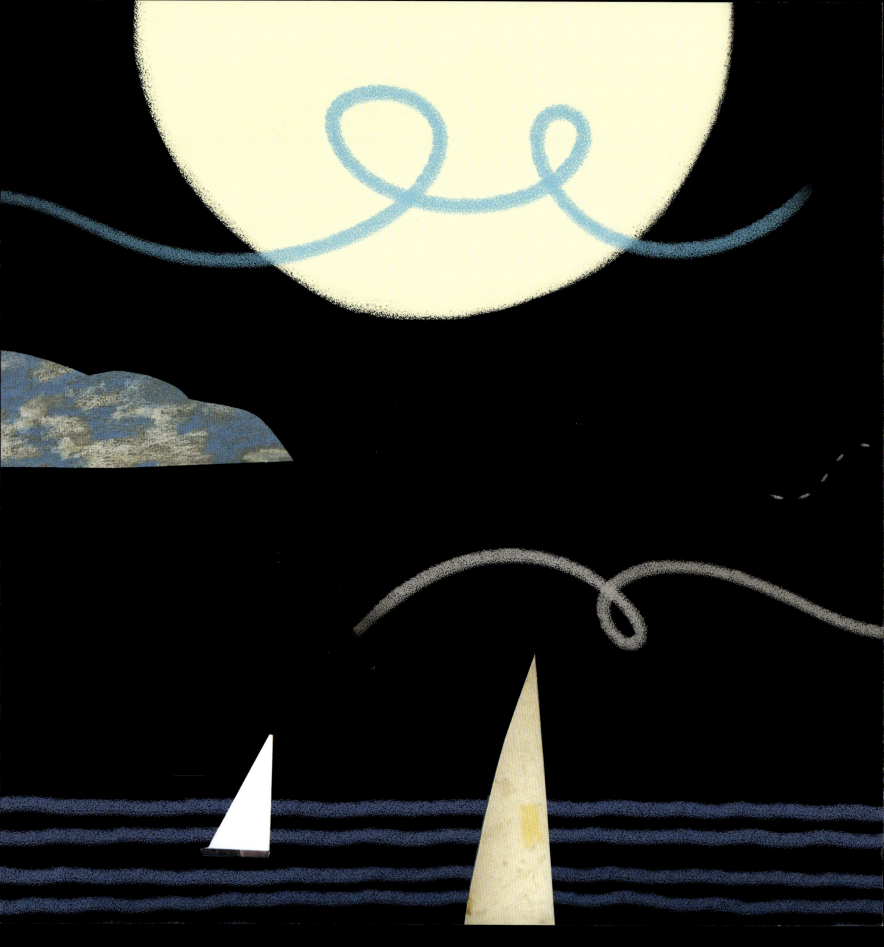

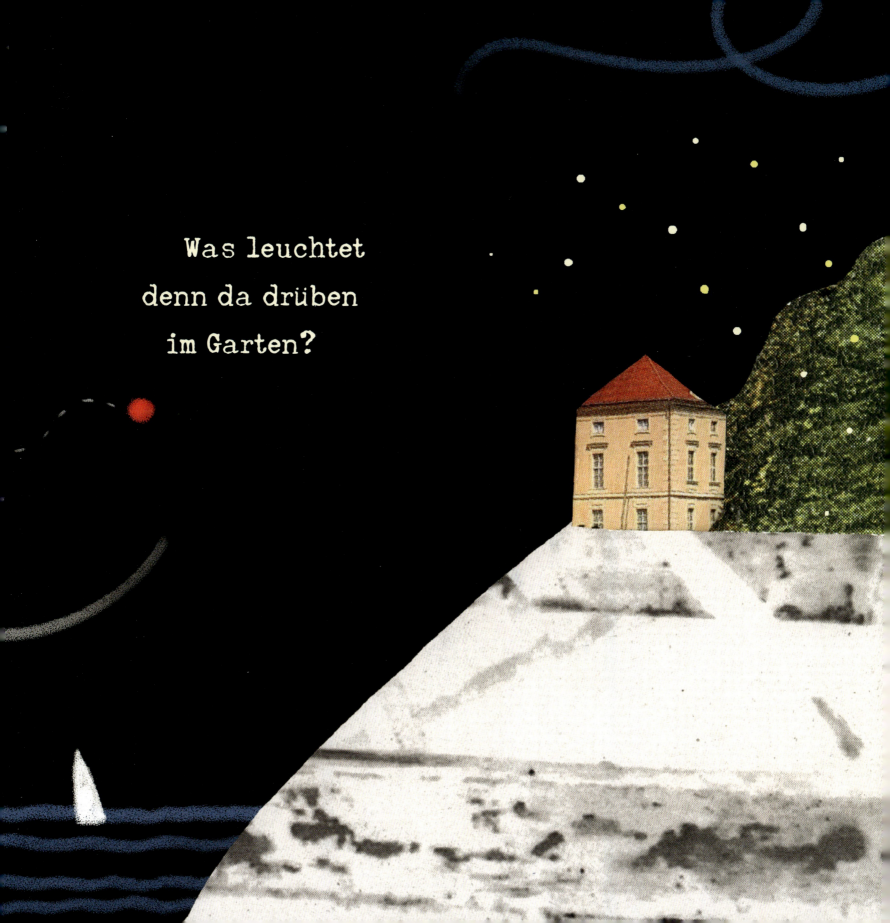

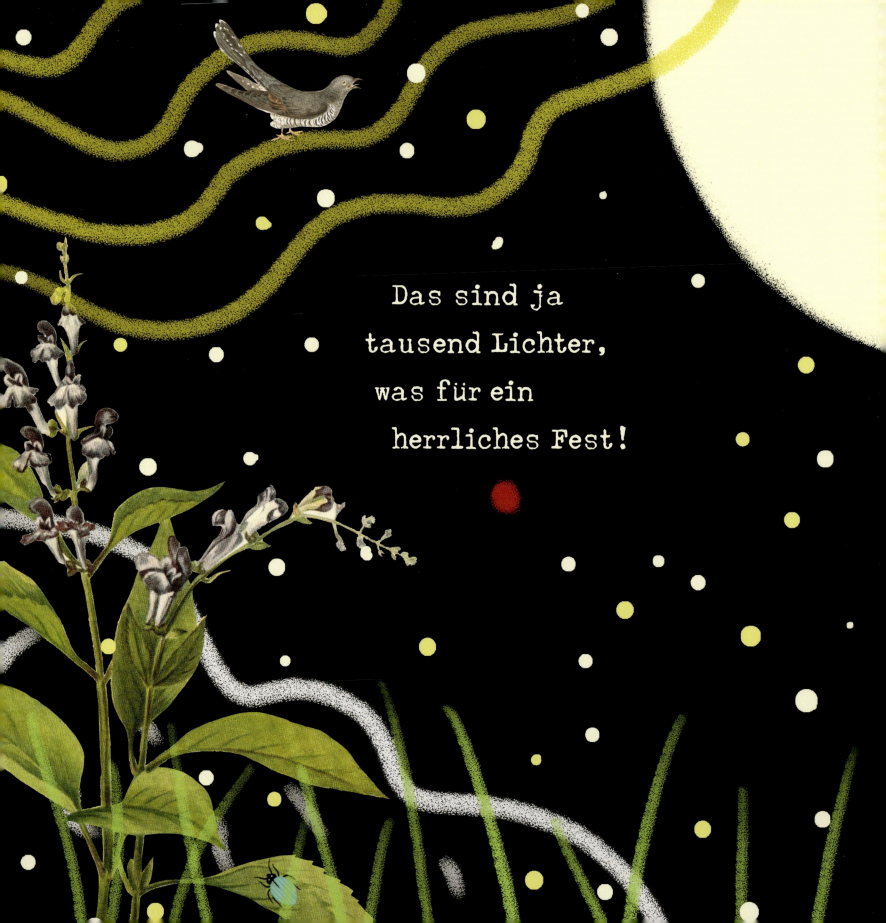

Das sind ja tausend Lichter, was für ein herrliches Fest!

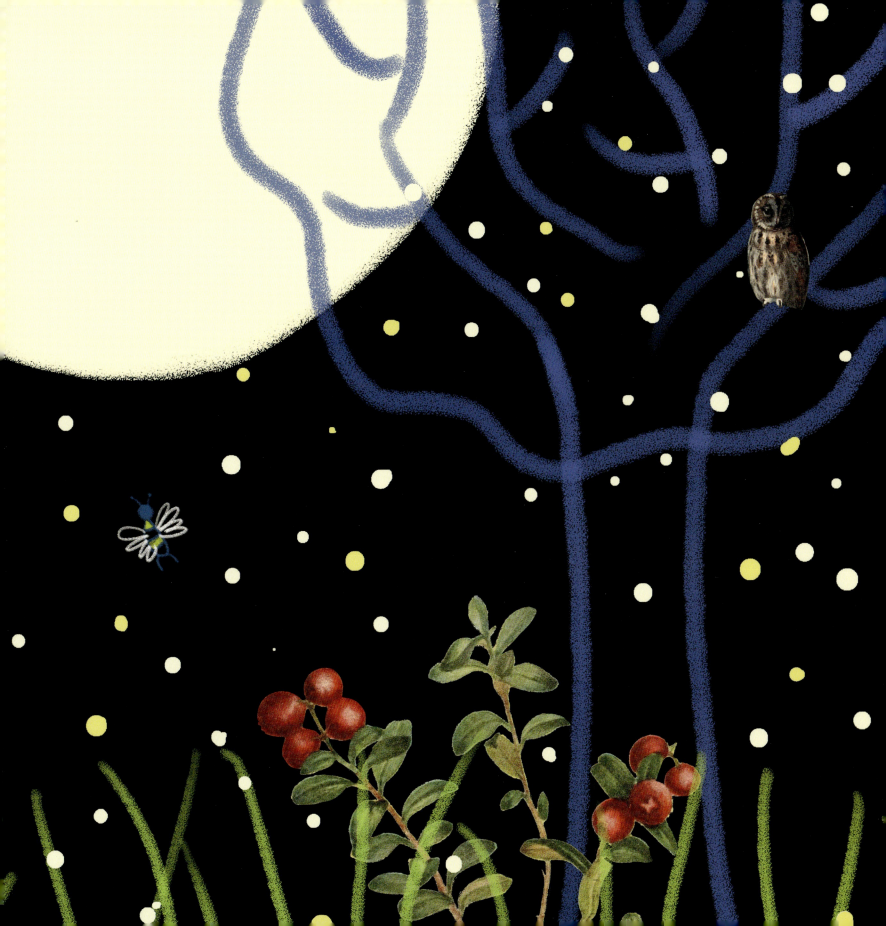

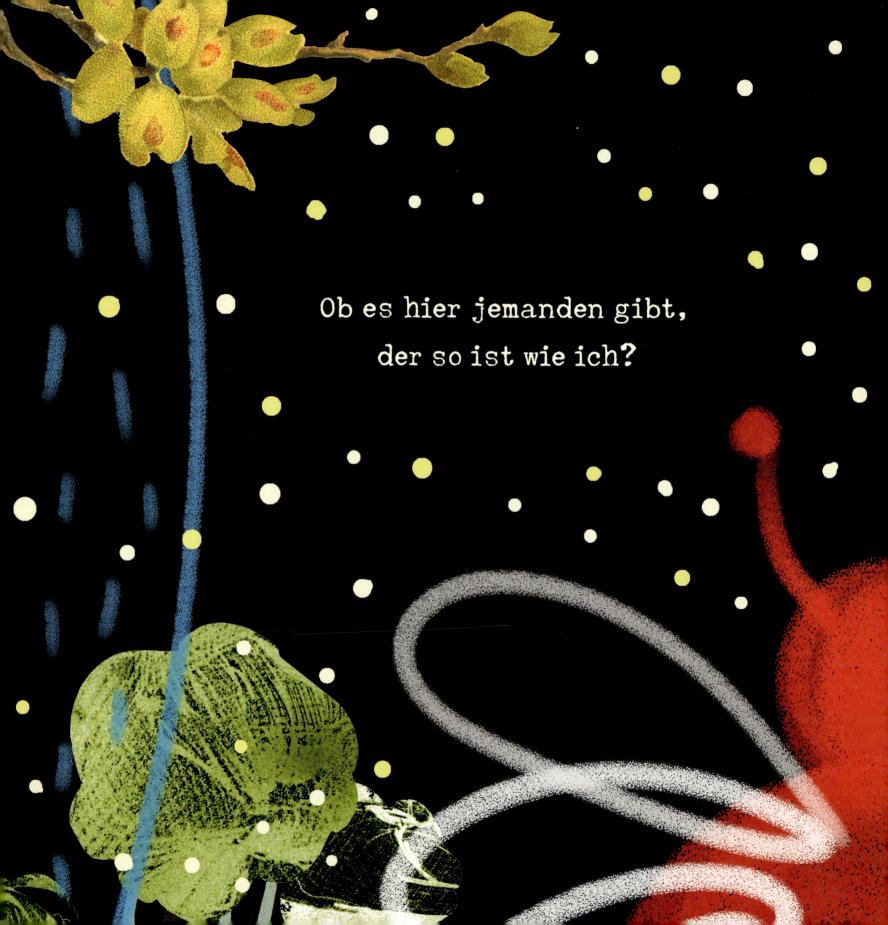

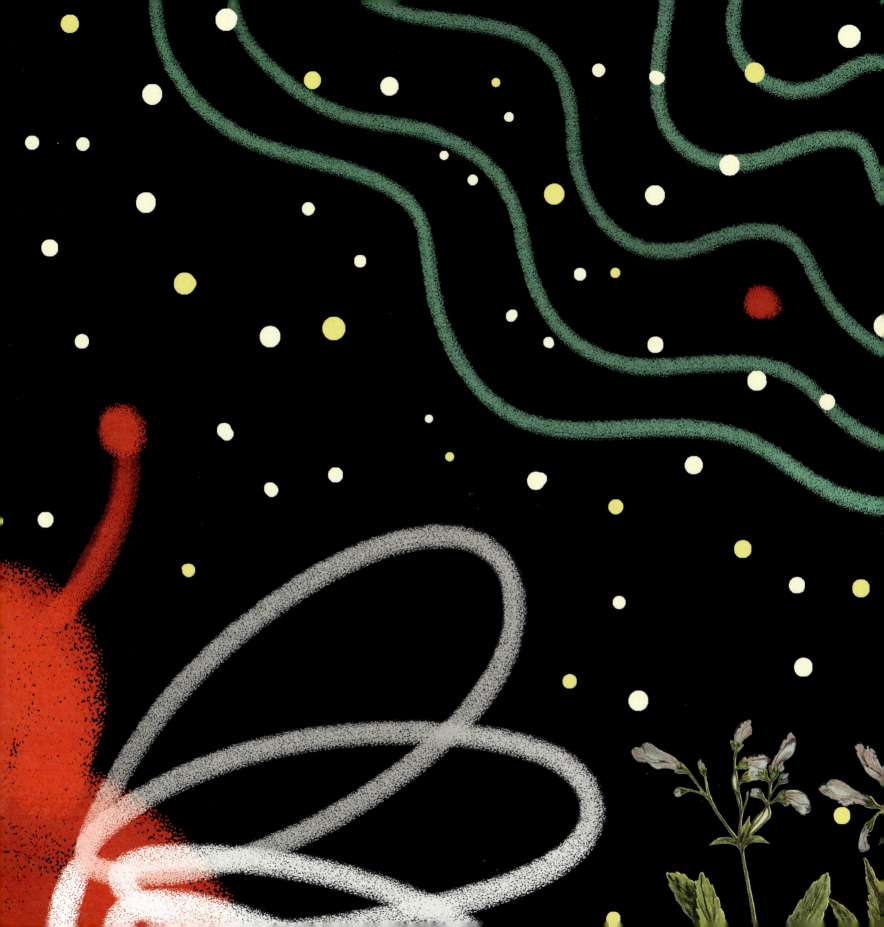

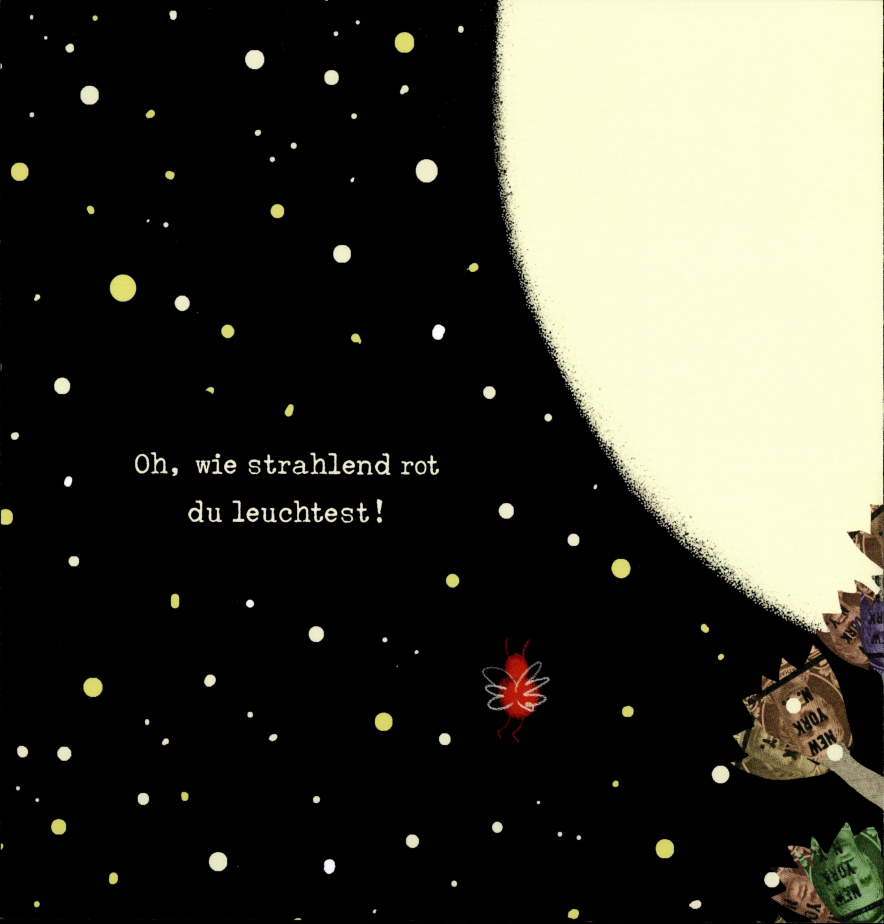

Oh, wie strahlend rot
du leuchtest!

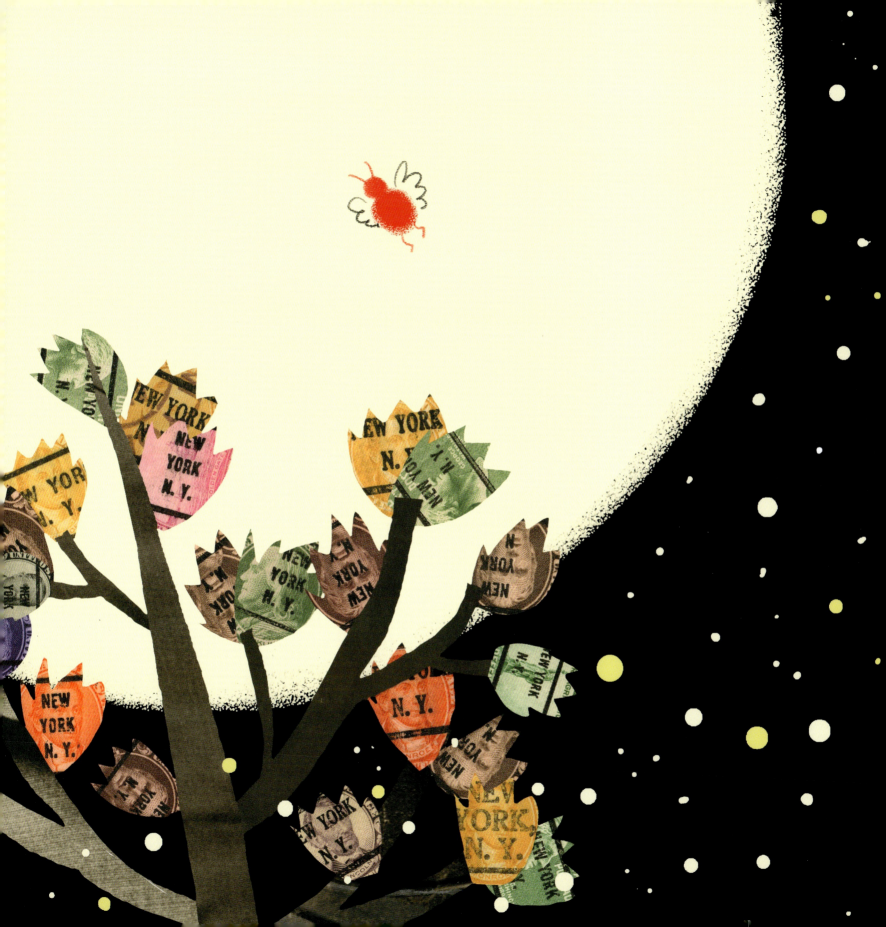

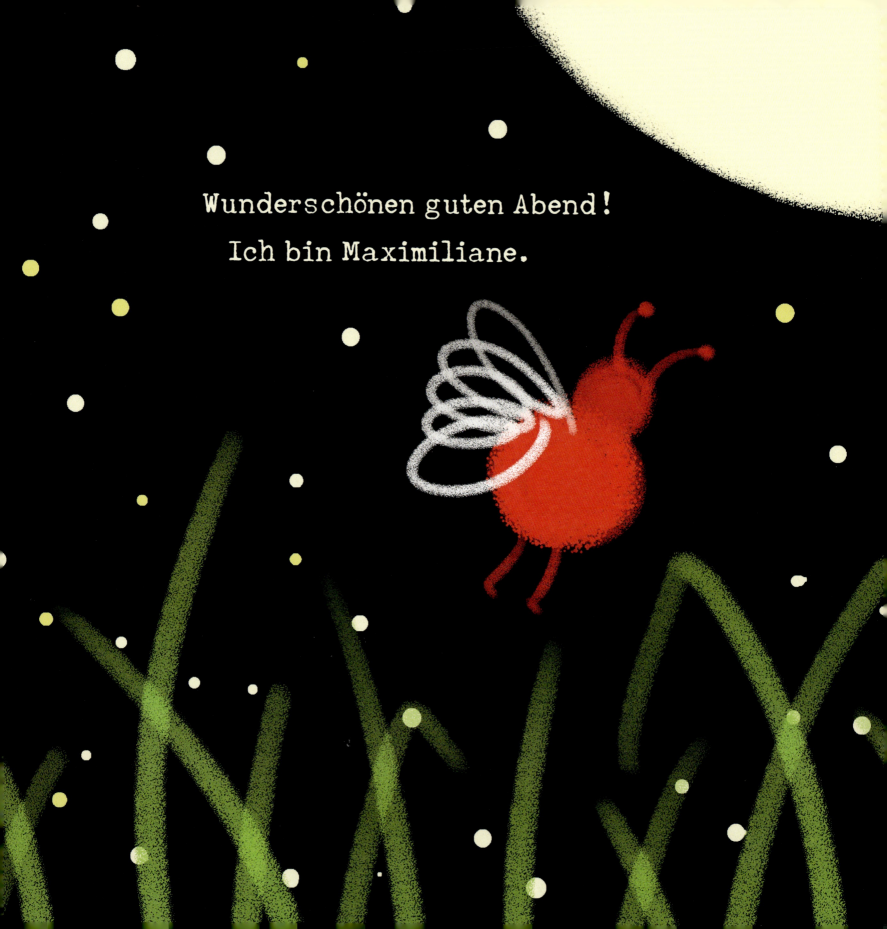

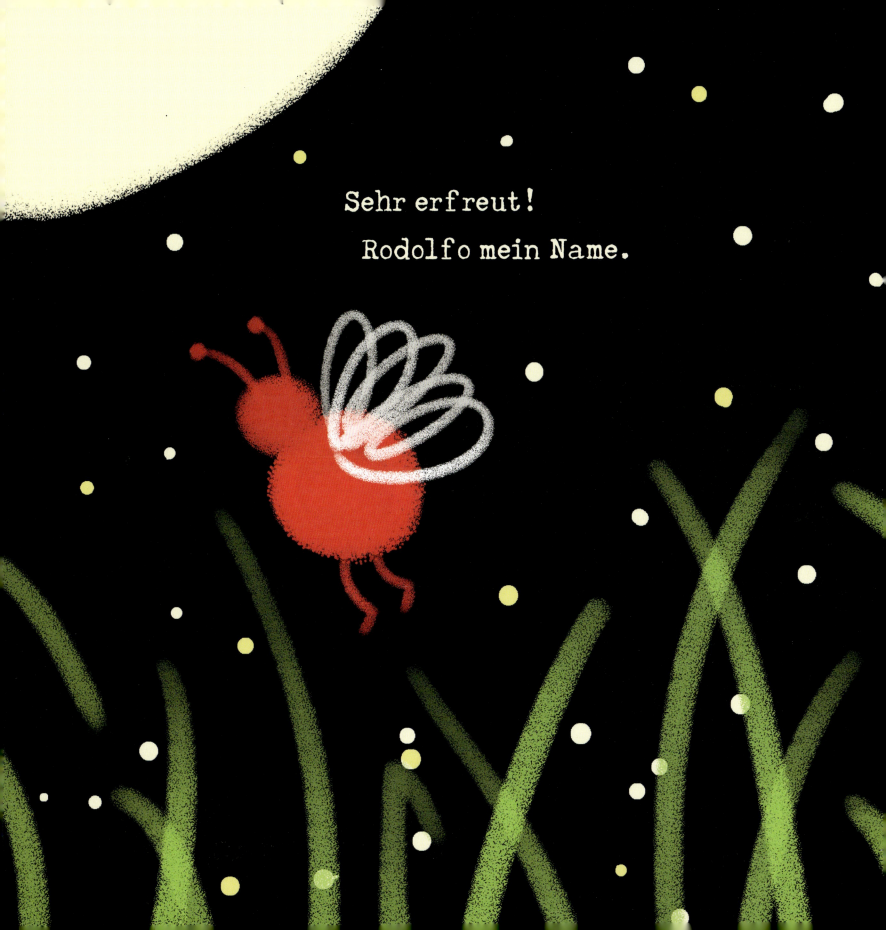

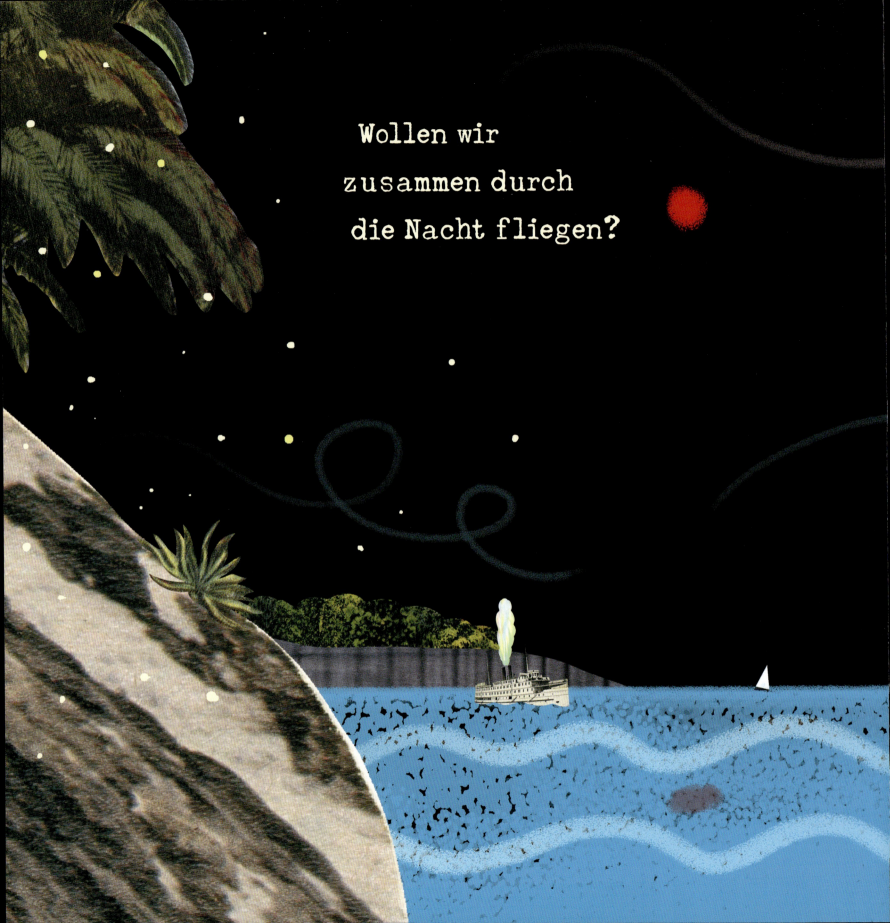

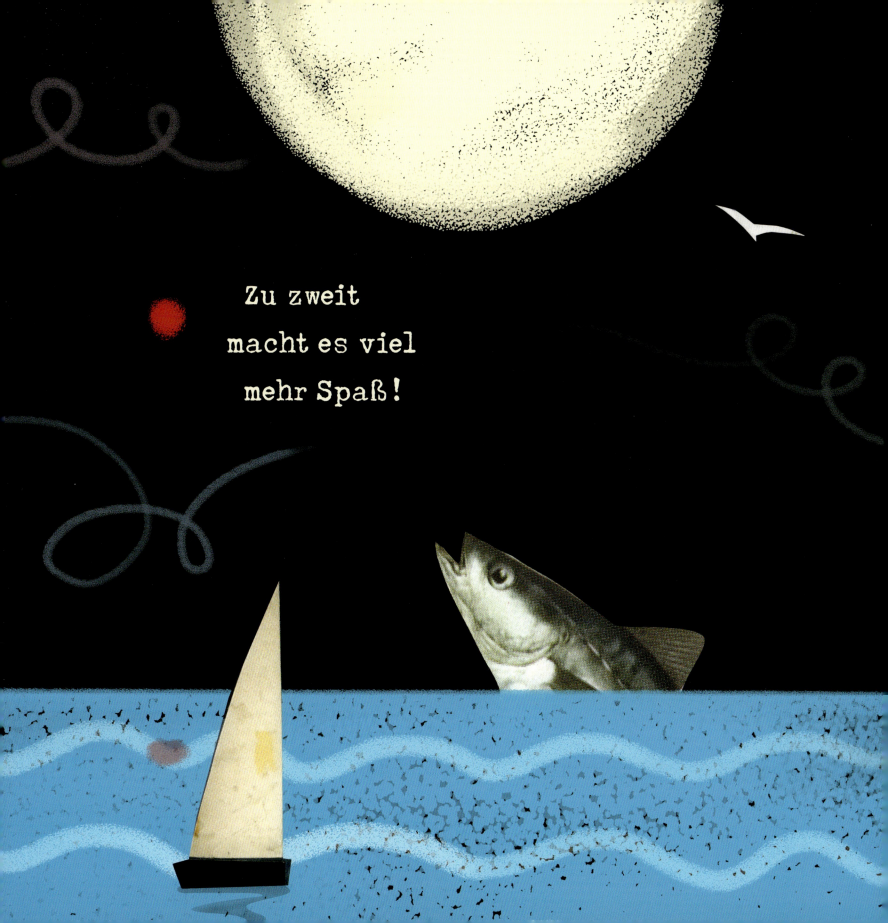

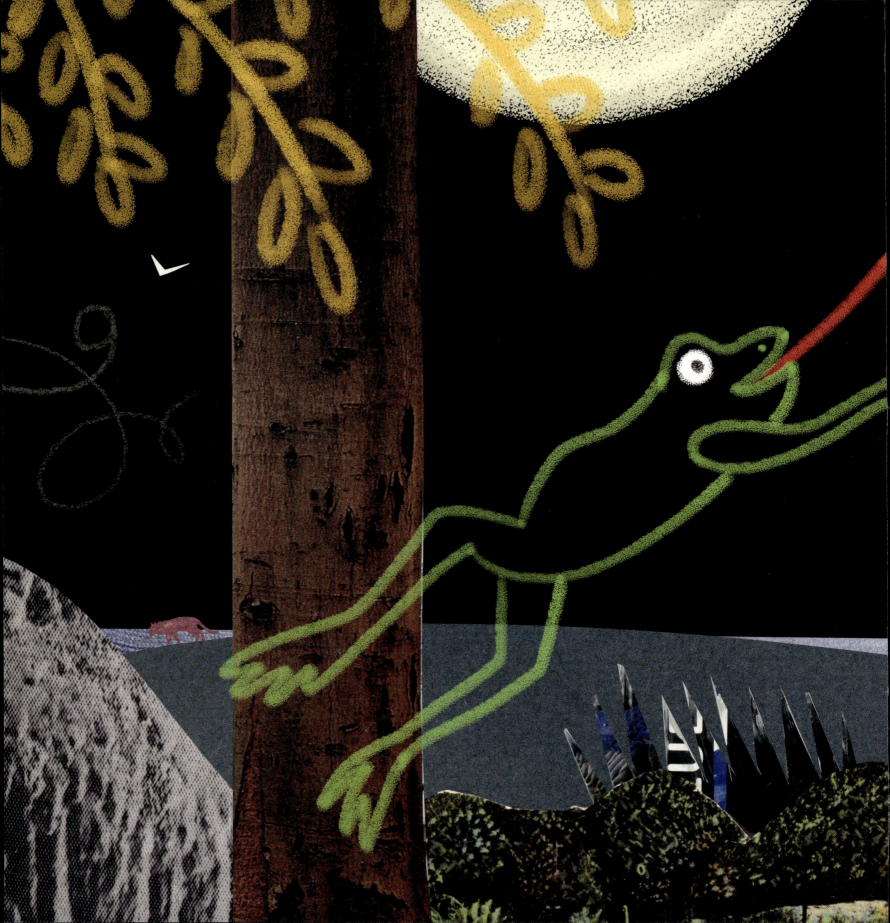

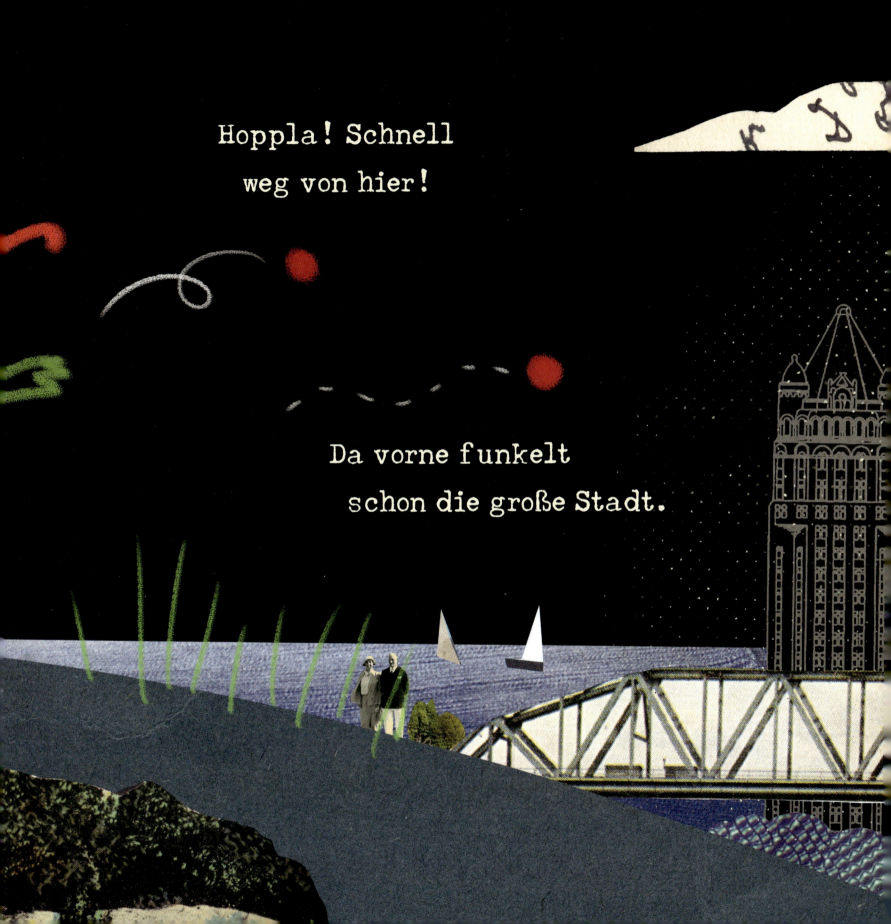

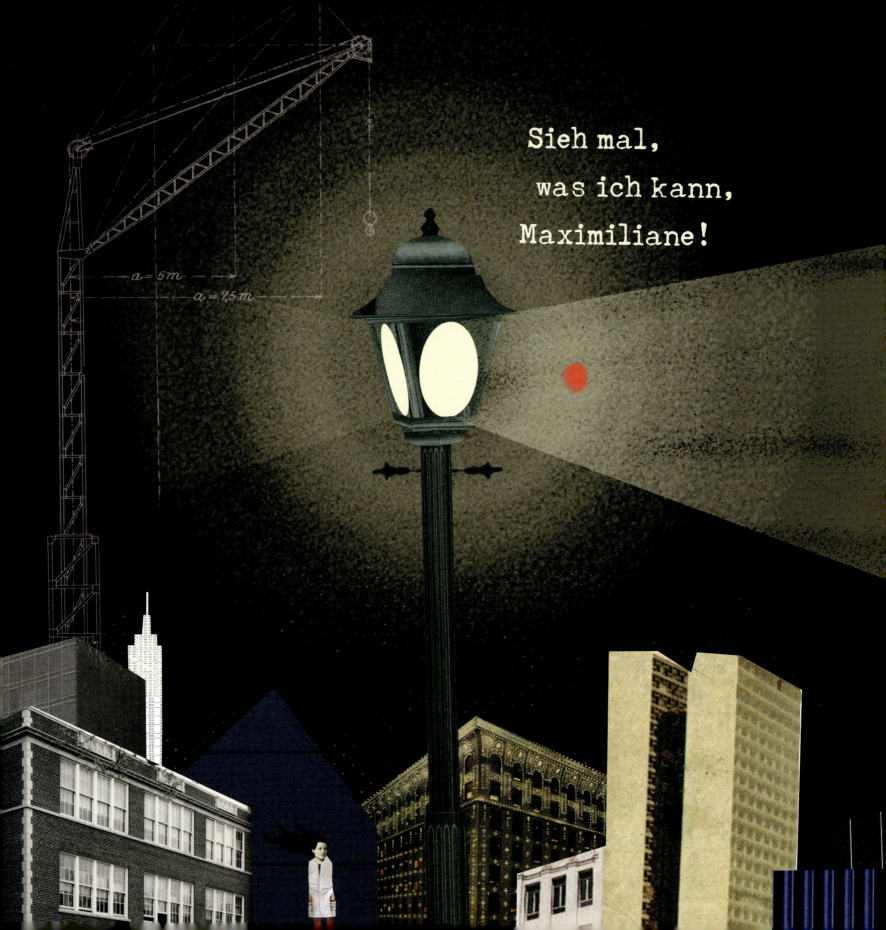

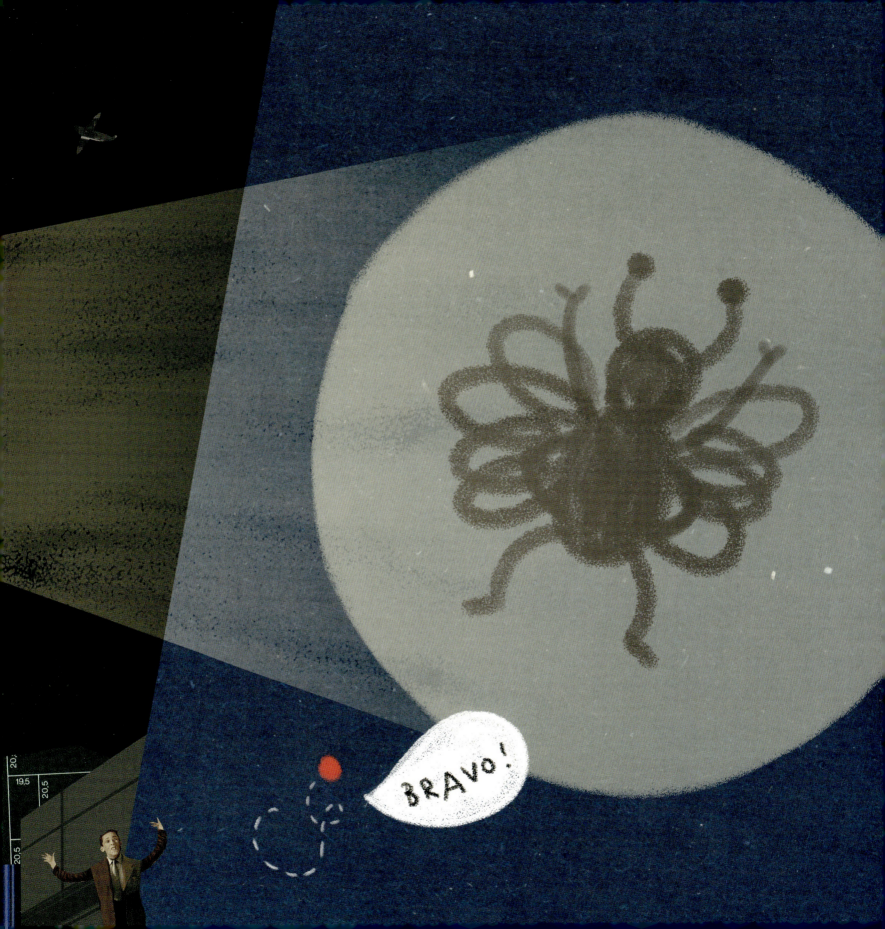

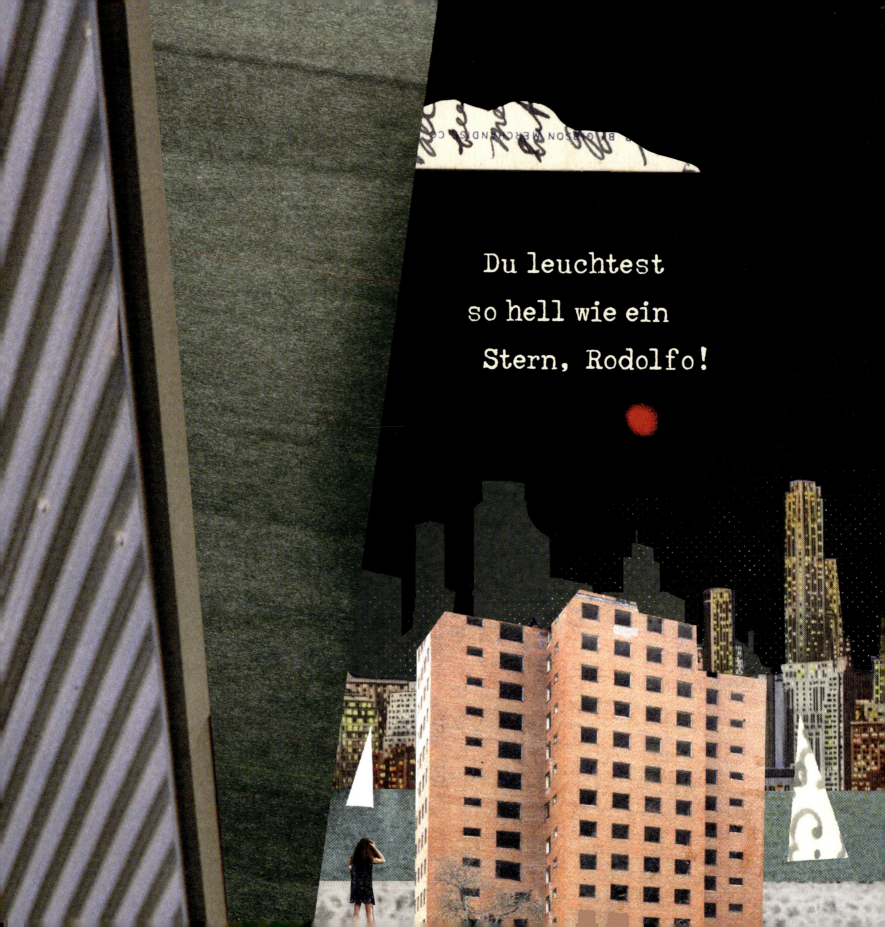

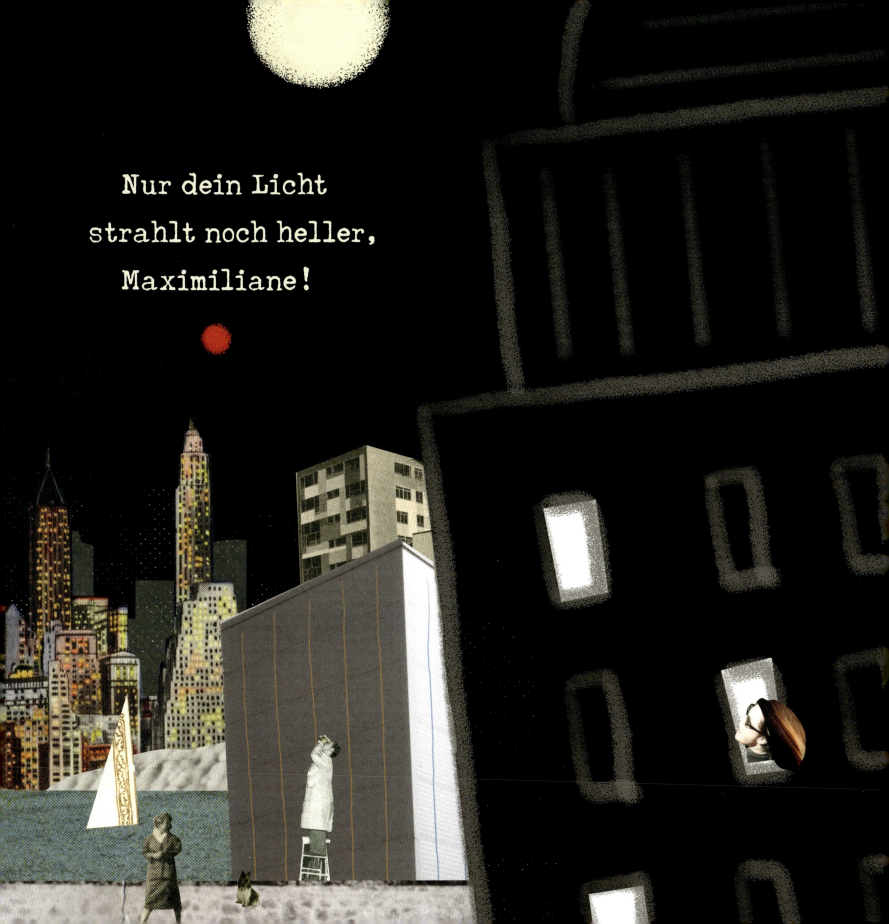

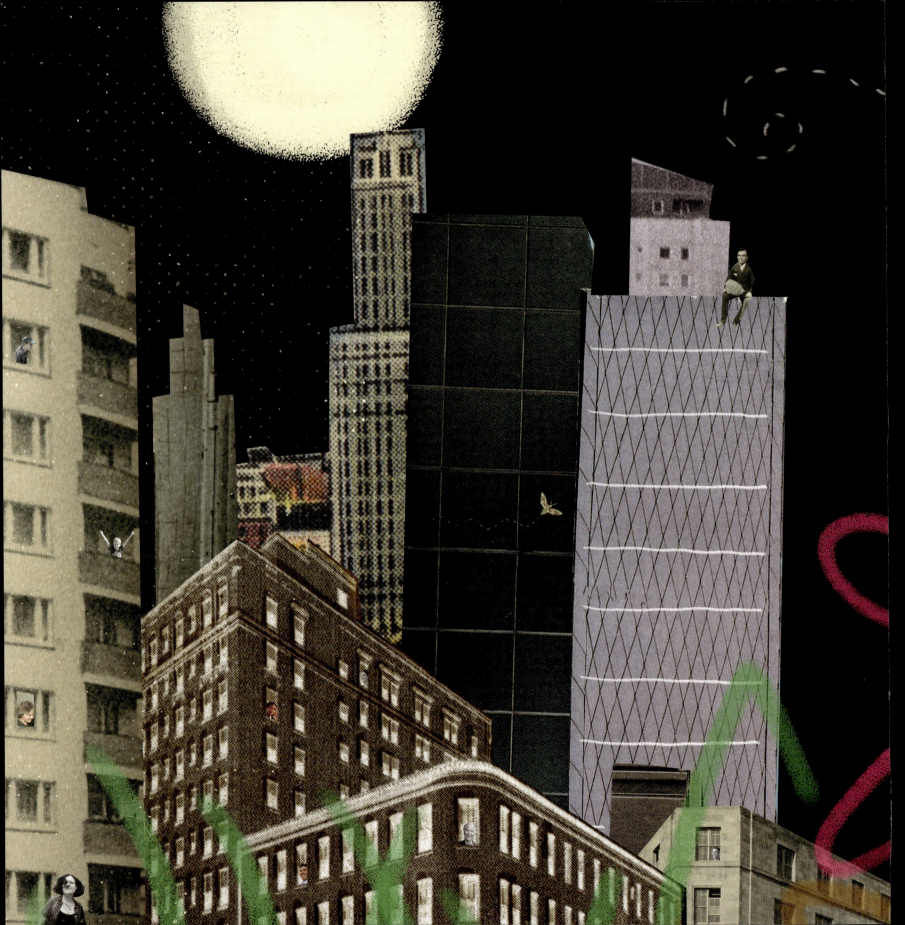

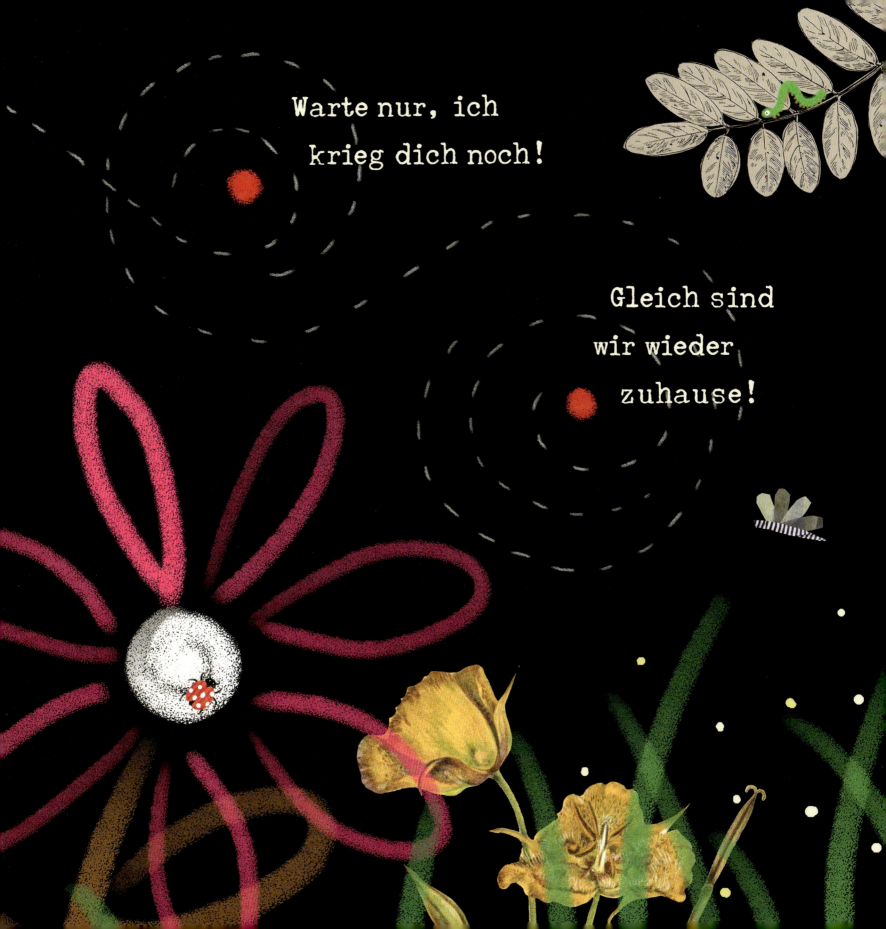

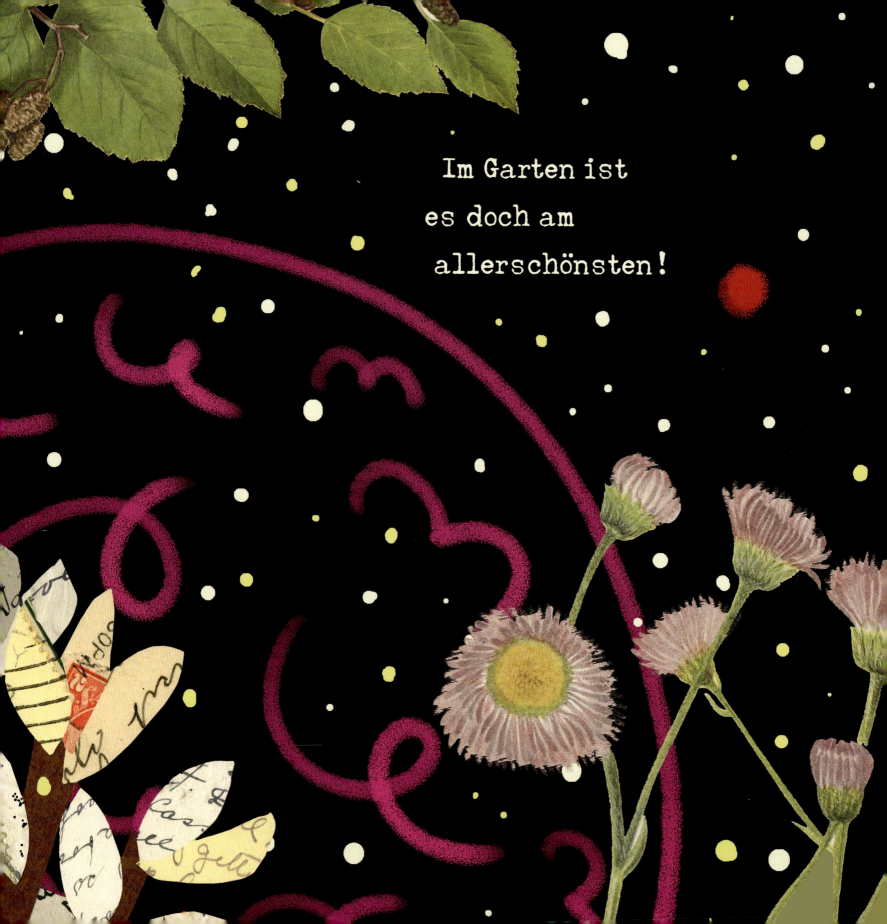

Im Garten ist es doch am allerschönsten!

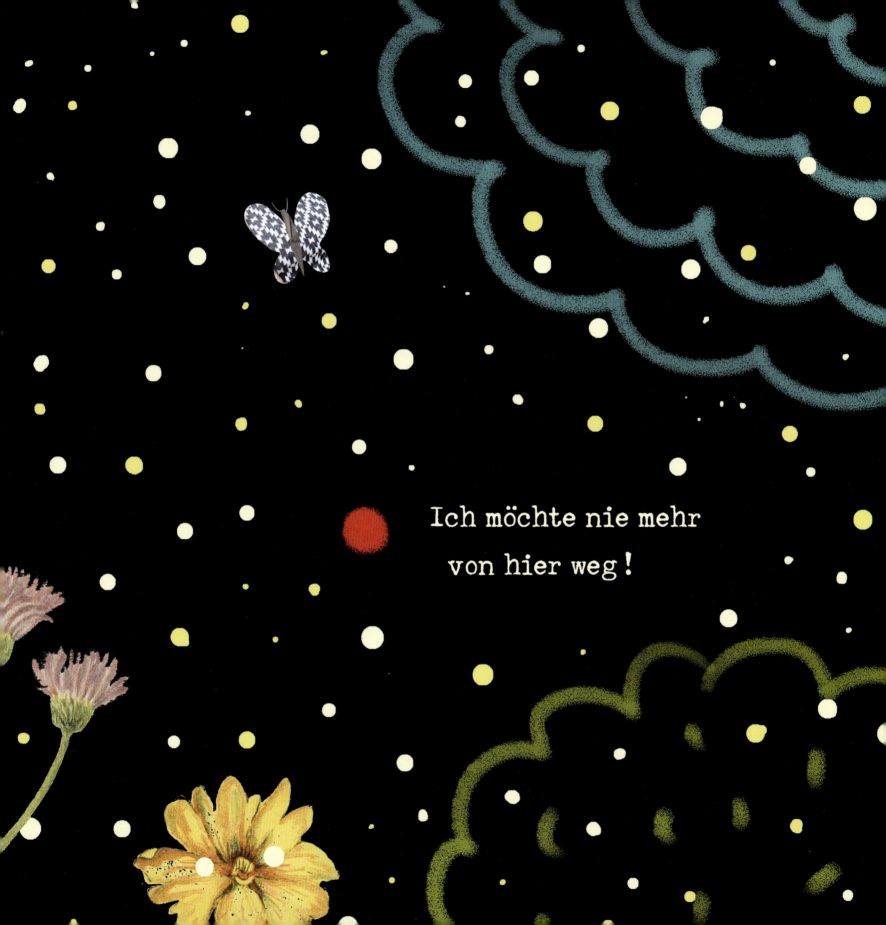
Ich möchte nie mehr von hier weg!

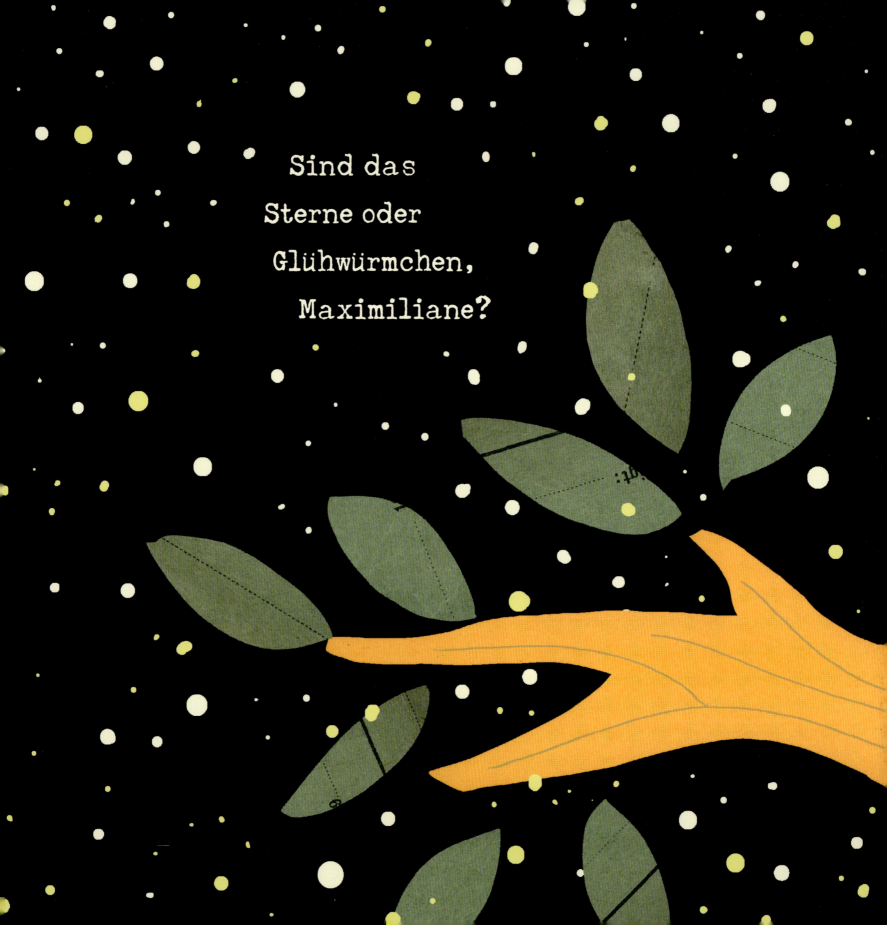

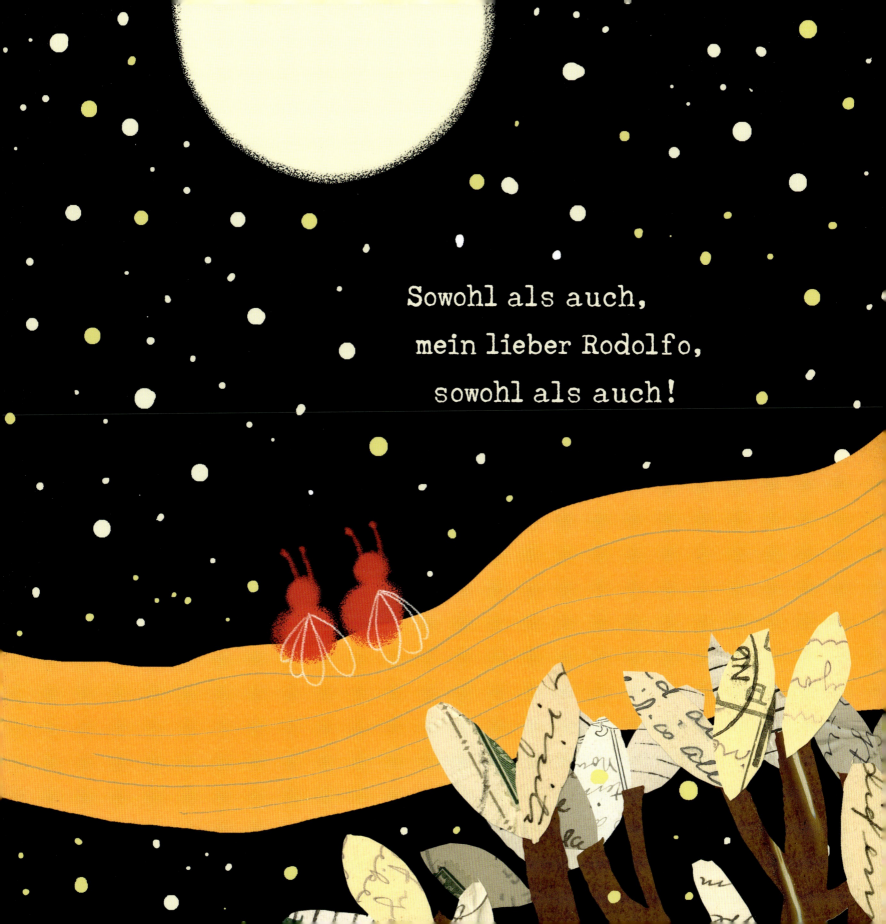

Sowohl als auch,
mein lieber Rodolfo,
sowohl als auch!

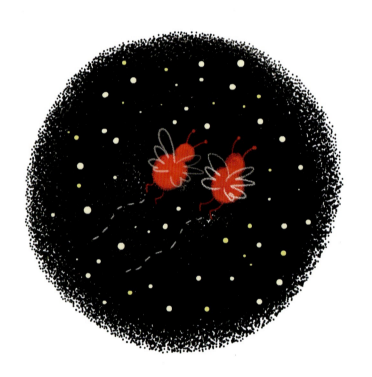

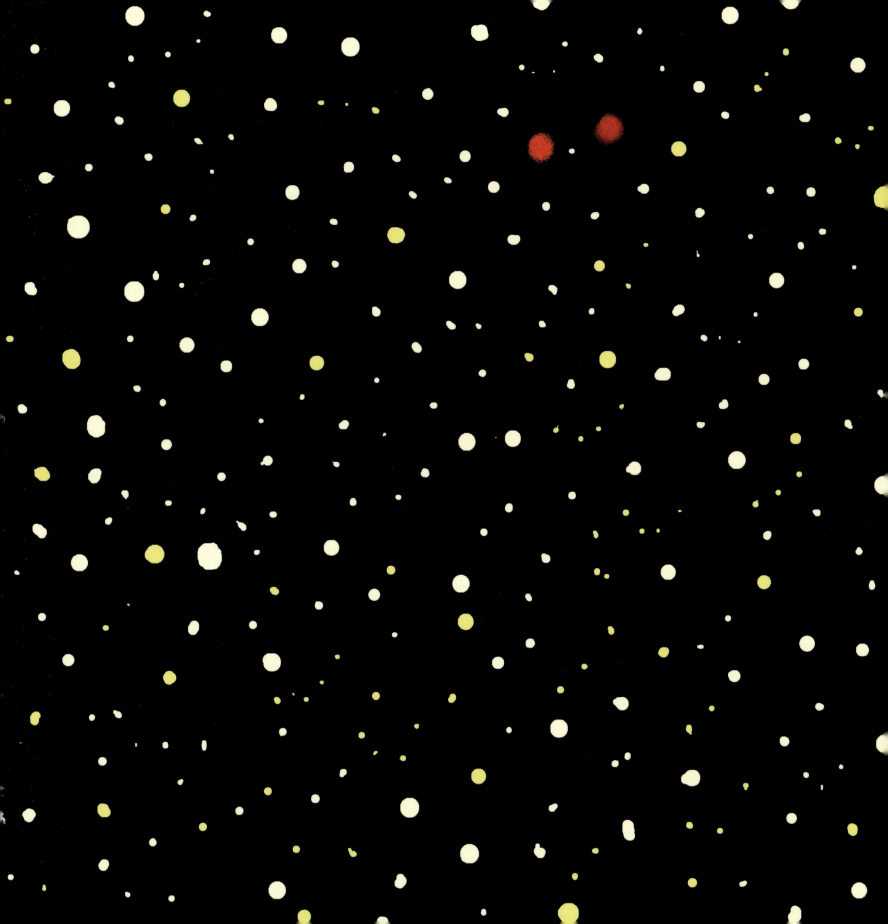